QUELQUES CAS

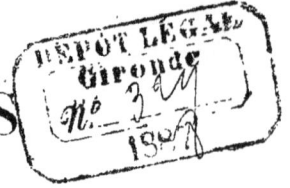

DE

SPASMES RYTHMIQUES

RESPIRATOIRES

D'ORIGINE HYSTÉRIQUE

PAR

ÉMILE BITOT

INTERNE DES HÔPITAUX DE BORDEAUX

BORDEAUX

G. GOUNOUILHOU, IMPRIMEUR DE LA FACULTÉ DE MÉDECINE

11 — RUE GUIRAUDE — 11

1888

QUELQUES CAS

DE

SPASMES RYTHMIQUES

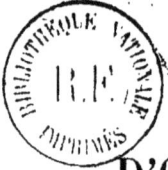

RESPIRATOIRES

D'ORIGINE HYSTÉRIQUE

PAR

ÉMILE BITOT

INTERNE DES HÔPITAUX DE BORDEAUX

BORDEAUX

G. GOUNOUILHOU, IMPRIMEUR DE LA FACULTÉ DE MÉDECINE

11 — RUE GUIRAUDE — 11

—

1888

QUELQUES CAS

DE

SPASMES RYTHMIQUES

RESPIRATOIRES

D'ORIGINE HYSTÉRIQUE

On définit les spasmes rythmiques : des convulsions généralement brusques et toujours conscientes, provoquées par des secousses musculaires qui se répétant régulièrement à des intervalles à peu près égaux, déterminent des mouvements uniformes se reproduisant eux-mêmes avec une cadence uniforme.

Ces spasmes peuvent siéger sur différentes parties du corps : tantôt c'est une convulsion rythmée d'un ou de plusieurs muscles, tantôt ces mêmes phénomènes relèvent d'un appareil.

C'est à ces derniers qu'appartiennent les trois cas que nous étudions.

A l'époque où les observations ont été recueillies, on n'attachait pas au rétrécissement du champ visuel et à l'abolition du réflexe pharyngien l'importance qu'on leur accorde maintenant. Aussi ne les trouvera-t-on pas relatés.

OBSERVATION I

(Recueillie par M. Arrou, ancien interne des hôpitaux.)

Reniflement hystérique.

G... (Marie-Louise), dix-huit ans, institutrice, entrée le 5 mai 1885 à l'hôpital Saint-André, service de M. le professeur Pitres.

Le *grand-père* paternel, mort paralysé, était sujet à des attaques de nerfs mal déterminées.

Le *père,* d'une impatience outrée, avait des migraines fréquentes.

La *mère* est bien portante.

Le *grand-père maternel,* mort paralysé.

Un *frère,* âgé de huit ans, très anémique, incapable de marcher, a eu dans ses premières années de nombreuses convulsions. D'un caractère très irritable et sensible à la moindre contrariété.

Il a des bronchites répétées et des crises intermittentes de vomissements.

Un *autre frère* vient de mourir, à l'âge de onze ans, après avoir présenté des symptômes d'anémie très prononcée et de paralysie à peu près complète des quatre membres. Sa faiblesse était telle que, pour porter quelque chose à la bouche, il se trouvait obligé d'appuyer le coude sur un meuble.

Pas d'autres renseignements sur quatre autres frères morts jeunes.

Trois sœurs, aînées de la malade, mortes dans la première année de leur vie.

Une *autre sœur,* âgée de quinze ans, très nerveuse, très impressionnable, tremblant à la moindre émotion, tout en pleurs si on la contrarie. Elle n'a commencé à marcher qu'à deux ans et demi.

Antécédents personnels. — Nombreuses croûtes dans les cheveux, autour de la bouche, du nez et des oreilles. Engorgement ganglionnaire du cou, mal aux yeux persistant jusqu'à l'âge de treize ans, avec quelques récidives temporaires depuis.

Pas de convulsions dans la première enfance.

G... (Marie-Louise) commence à marcher à dix-huit mois et fait remarquer qu'elle a été la plus précoce des nombreux enfants de sa famille.

Vers cinq ans, une seule convulsion, survenue en dehors de toute espèce de maladie, sans présence de vers intestinaux dans les selles. Brusquement disparue, elle laissa après elle un strabisme interne très prononcé de l'œil droit, au point qu'une partie de la cornée disparaissait dans l'angle interne de l'œil.

A sept ans, rougeole.

État maladif jusqu'à l'âge de douze ans, les médecins déclarent l'enfant faible de poitrine et lui font prendre des fortifiants d'une façon continue.

Réglée à quatorze ans, parfaite régularité des époques depuis lors.

A quinze ans, fièvre typhoïde, terminée normalement, sans complications organiques, sans changement dans l'état nerveux de la malade.

Jamais d'épistaxis, d'hémoptysies, de fluxion de poitrine, de ballonnement du ventre, de retard dans les règles ; la malade se rappelle seulement qu'il lui arrivait, vers l'âge de quatorze ou quinze ans, de vomir brusquement tout ce qu'on essayait de lui faire prendre, sauf la limonade gazeuse, et encore fallait-il que la quantité administrée chaque fois fût insignifiante. Ces vomisse-

ments duraient douze heures environ, cessaient comme
ils étaient venus et reparaissaient avec les mêmes
caractères de soudaineté et de rapide disparition deux
ou trois mois après. Cet état, qui a duré à peu près deux
ans, a complètement disparu depuis.

La malade fait remarquer qu'elle a toujours souffert
de son impressionnabilité excessive, de sa facilité à se
laisser aller aux émotions, du trouble profond qu'éveil-
laient en elle les querelles et les sensations vives, les
reproches, les craintes les plus banales. Un fait sur
lequel elle insiste, c'est qu'elle a toujours les pieds
glacés, par contre la tête est brûlante par instants et la
région frontale est le siège de douleurs continues plus
ou moins vives, mais sans la moindre intermittence.
Ces douleurs, à type gravatif, ne s'accompagnent jamais
d'élancements, de diplopie, ni de vomissements. C'est
plutôt une barre étreignant le front et n'empiétant pas
sur les régions voisines; aussi loin que se reporte son
souvenir, la malade se rappelle avoir toujours éprouvé
cette sensation pénible.

Le 12 juillet 1884, G... (Marie-Louise) venait de passer
quelques jours chez ses parents et rentrait au pensionnat
pour continuer ses études et préparer ses examens,
*lorsque la directrice annonça dans l'après-midi, à ses
élèves, qu'elle comptait formellement en présenter quelques-
unes à la prochaine session, parmi lesquelles G... (Marie-
Louise).* La jeune élève en fut tellement surprise
qu'elle devint pâle et s'appuya aux murs pour ne pas
tomber. Elle ne dit rien cependant et partit à quatre
heures pour passer dans sa famille la fête du 14 juillet.

Le lendemain, 13 juillet, pendant le repas du soir, se
trouvant à table avec sa famille, G... (Marie-Louise),
qui toute la journée avait été triste et avait même

pleuré sans en expliquer la cause à son père, se rappelant l'avertissement de sa maîtresse de pension, fut prise tout à coup d'une crise de pleurs, avec sanglots, se leva tout émue et alla s'asseoir au dehors. « Je n'avais aucune » envie de pleurer, dit-elle, je riais même au milieu de » mes larmes, mais c'était plus fort que moi, et ce sont » ces sanglots qui me sont restés, c'est le même mouve- » ment que je faisais alors pour pleurer qui m'amène » aujourd'hui à l'hôpital. »

Au bout de dix minutes, la crise était calmée et tout avait disparu intégralement, sauf un grand sentiment de tristesse qui dura jusqu'au soir.

Le 14 juillet, au repas du soir, au souvenir de l'avertissement de la directrice, nouvelle crise de pleurs avec tremblement et sanglots. Cette crise dura jusque vers neuf heures. Elle se coucha et s'endormit, mais difficilement, à cause de sa surexcitabilité. Vers le milieu de la nuit, elle se réveilla en proie à un cauchemar terrible; il lui semble voir des animaux, des chiens, des bêtes de tous les genres qui la poursuivent et cherchent à lui faire du mal. Pendant ces hallucinations du demi-sommeil, G... (Marie-Louise), toute en pleurs et tremblante, appelle ses parents. On la console et au bout d'une heure tout est fini; elle se rendort tranquille jusqu'au lendemain matin. A son réveil, elle s'aperçoit que le mouvement d'aspiration qui déterminait le sanglot persiste malgré elle, quels que soient ses efforts pour le réprimer, et se continue toute la journée, très fréquent, très fatigant, sauf pendant les repas où il paraissait diminuer ou même se supprimer absolument. Ce sanglot, ce « hoquet », comme l'appelle la malade, dura environ quinze jours, cessant au cours des repas et du sommeil, pendant la conversation et la lecture.

Au 1ᵉʳ août, il avait complètement disparu. Depuis sa première crise de pleurs (13 juillet 1884), la malade a remarqué chez elle une surexcitabilité particulière qui se traduit par des quintes de rire, des crises de pleurs, des tremblements, des sanglots à tout propos ou hors de propos, et le plus souvent sans qu'il existe pour expliquer cet état singulier la moindre cause, la moindre raison, le moindre prétexte. Il suffit ordinairement d'une émotion un peu vive, d'un reproche, d'une altercation, même d'une quinte de rires pour déterminer une crise de pleurs. « Il m'arrive quelquefois, dit-elle, » de rire malgré moi, à tout sujet; je suis sûre alors » que je vais pleurer. En effet, quelques minutes après, » voilà les larmes qui coulent, mais c'est tout de suite » fini. »

D'autres fois, il lui arrive d'éprouver de véritables crises de mélancolie. « Quand le temps est sombre, » dit-elle, quand il pleut, ou bien quand on vient de me » faire de la peine, je vois tout en noir, je ne peux pas » pleurer, mais je ne parle pas, je me mets dans les » coins. Au bout d'une heure, deux heures quelquefois, » il ne reste plus rien et je redeviens comme autrefois. »

En août et septembre, la malade a présenté les phénomènes suivants : le matin, à son réveil, elle avait tel ou tel membre raide ou ankylosé. Les mouvements étaient pénibles ou douloureux, aussi l'immobilisation de la jointure était complète. En outre, le membre atteint était le siège d'une tuméfaction blanche, pâle, sans chaleur, ni douleur, ni repos. L'exécution des mouvements était pénible et suscitait des craintes de douleurs, aussi, la malade dit-elle : « J'aurais très bien » pu remuer, mais cela me faisait souffrir, alors je restais » tranquille. »

Après s'être renouvelés cinq ou six fois dans l'espace de deux mois, ces accidents disparurent complètement; mais, instruite par l'expérience, G... (Marie-Louise) annonçait à une certaine raideur de l'un de ses membres qu'il serait le lendemain le siège certain de contracture et de tuméfaction. Elle ne s'est jamais trompée dans ses prévisions.

Plus tard, en novembre, à l'occasion d'un froid très vif, ces accidents se sont reproduits trois ou quatre fois avec une prédilection marquée pour l'articulation du poignet des deux côtés. Leur intensité avait considérablement diminué, car la marche était possible.

Depuis cette époque, à l'occasion d'un surcroît de fréquence dans un mouvement rythmique de sanglot, une tuméfaction temporaire se montrait exclusivement aux poignets, croissait avec l'intensité du mouvement rythmique et disparaissait lorsqu'il reprenait sa fréquence ordinaire. Quelquefois sa main enflait et désenflait en une heure.

Vers le 15 novembre 1884, le sanglot reparut dans les circonstances suivantes : G... (Marie-Louise) revenait de l'église où elle avait eu froid, d'autre part elle avait été contrariée la veille. Tout à coup le mouvement convulsif la reprit, d'abord faible, intermittent, rare. Puis le soir, après une crise de pleurs analogue à celles citées précédemment, le sanglot reprit avec la fréquence et l'intensité qu'il avait au moment de son apparition. Depuis, il n'a pas cessé et on le retrouve aujourd'hui, au dire de la malade, avec les caractères qu'il avait alors. Il a été traversé par une journée d'accalmie, aux environs du 25 novembre.

G... (Marie-Louise), arrivant chez elle de la pension où elle était auparavant, reçut la visite du médecin de l'endroit, usa de sa prescription, fut guérie pendant vingt-quatre heures, mais tout reparut le lendemain.

Les crises de pleurs revinrent en même temps que le mouvement rythmique et ne durèrent que six jours, du 15 au 21 novembre.

La malade a conservé son impressionnabilité, sa facilité à se laisser aller aux émotions, son excitabilité du premier jour, ses heures de tristesse et de mutisme, le tout entremêlé de jours sereins et de périodes de jovialité en rapport avec la gaîté de son caractère.

État actuel le 5 mai 1885. — G... (Marie-Louise) paraît jouir d'une excellente santé, ne se plaint de rien et vit sans autre préoccupation que celle de sa maladie. L'appétit est quelque peu irrégulier, les digestions s'accompagnent parfois de maux de tête; pas de vomissements, de ballonnement du ventre ou de trouble intestinal quelconque. La respiration, autrefois gênée par le fait du mouvement convulsif, s'établit à côté de lui en bonne harmonie et n'est jamais entravée.

Pas de quintes de toux ni d'hémoptysies.

Menstruation régulière. Quelques rares palpitations de cœur sans importance. Sécrétion des urines normale.

Le caractère est gai, jovial, mais sujet à de brusques variations. C'est tantôt une série d'heures tristes à l'occasion d'une idée sombre, d'un temps pluvieux ou sans raison définie; tantôt une crispation subite à la vue d'un objet choquant, à propos d'une contrariété presque insignifiante.

Les crises de pleurs survenaient assez fréquemment, ces jours derniers, lorsque la malade, vivant dans sa famille, rêvait à son inaction ou à la persistance de son tic nerveux.

Depuis son entrée à l'hôpital, G... (Marie-Louise) n'a plus à subir ces retours de crises de pleurs. Un soir, cependant, fatiguée par une promenade et excitée par les chants, les fleurs, l'appareil de la chapelle de l'hôpital, elle a vu se renouveler ce genre d'accidents, mais sans aggravation sur l'état antérieur.

L'intelligence est très nette, très vive, les renseignements sont fournis avec la plus scrupuleuse clarté, l'analyse des sensations paraît des plus claires, aucun détail ne paraît avoir échappé à son attention ni à sa mémoire. Cette dernière faculté est elle-même conservée dans toute sa plénitude, au dire de la malade. Les faits les plus anciens y restent gravés avec la plus grande fidélité.

La malade signale en passant des cauchemars nocturnes qui l'assiègent depuis quelques mois. Il lui semble parfois entendre des voleurs, des voix d'animaux, etc...

Elle se réveille alors et pour plus de sûreté elle appelle; la vue de la lumière et de la personne qui répond à ses désirs, suffit pour la rassurer.

Motricité. — Les mouvements et les forces sont conservés dans leur intégrité. L'égalité d'un côté avec l'autre, appréciée approximativement, paraît complète; il n'y a plus de phénomènes paralytiques analogues à ceux mentionnés plus haut depuis les froids de novembre 1883. Pas de contracture permanente ou temporaire.

G... (Marie-Louise) rappelle incidemment qu'à l'occasion de cinq ou six crises de pleurs survenues le mois dernier, elle fut affectée d'une sorte de tic nerveux parfaitement rythmé, qui lui faisait porter la commissure gauche des lèvres en dehors et lui donnait à craindre, par instant, que ce désagrément persistât indéfiniment. Le tic durait dix minutes environ et disparaissait comme

il était venu. Nous devons mentionner encore une sorte
de tremblement généralisé, éphémère, très bref, coinci-
dant comme début et comme durée avec le spasme
convulsif étudié plus loin. Ce tremblement, bien plus
facilement apprécié de la malade que de l'observateur,
se manifeste cependant d'une façon assez nette lorsque
la main est portée, en même temps que le reste du membre, dans l'extension complète et sans point d'appui.

Il s'exaspère et devient alors évident pour tous, au
moment des crises de pleurs et à l'occasion de toutes les
émotions un peu vives.

Sensibilité. — Aucune douleur spontanée, autre que
cette sensation particulière de constriction, de poids
au niveau du front et du sommet du crâne dont la
description a déjà été donnée plus haut. Cette douleur
sourde est permanente; de plus, la malade ne se rappelle
pas une époque de sa vie où elle n'ait pas souffert.
Parfois encore, le soir seulement, surtout à la suite
d'exercices musculaires, des sortes de tiraillements
éveillent des sensations pénibles dans tout le corps,
dans les bras surtout. Après le sommeil tout a disparu.

Pas de douleurs spontanées ou provoquées au niveau
des ovaires, des seins, des plis articulaires, pas de
sensations de boule dans la région hypogastrique.

Le sens du *tact* est conservé, au moins sur tous les
points facilement explorables.

Le frôlement est perçu partout où il peut être tenté;
pas plus que le souffle il ne détermine de contractures
musculaires.

Dans les parties examinées, la piqûre, le pincement
superficiel ou profond sont ressentis normalement des
deux côtés. Pas de plaques d'anesthésie ou d'hypoesthésie
ni d'analgésie.

Sens musculaire intact.

Sens. — Strabisme interne de l'œil droit.

Pas de paralysie des muscles du globe.

Fatigue de la vue après l'exposition au soleil ou la lecture prolongée.

Parfois brouillards devant les yeux.

Elle distingue bien les couleurs

Ouïe parfaite, égale des deux côtés.

Goût et *odorat* normaux.

Dix éléments de la pile de Gaiffe, appliqués sur la nuque et le creux épigastrique, n'ont produit aucune modification dans le spasme nerveux.

La malade sort le 1ᵉʳ juin, déjà notablement améliorée, mais non guérie. Quelques semaines après l'*exeat,* la guérison est complète, notre jeune fille peut reprendre ses leçons.

La partie la plus intéressante pour nous de cette observation est l'étude du mouvement convulsif, le reniflement.

D'abord passager, puisqu'il s'est éteint au début après quinze jours, il s'esi montré de nouveau au mois de novembre 1884, pour ne plus cesser.

Il consiste en un mouvement d'inspiration très brusque, assez subit pour que la malade lui donne le nom de « *hoquet* » et dure à peu près autant qu'une demi-inspiration ordinaire; ce brusque mouvement inspiratoire s'exécute par le nez, donnant l'idée d'un *fort reniflement.*

Au moment où il se produit, la bouche se ferme, les commissures s'abaissent légèrement, les deux narines se pincent à la fois; en même temps se produit un léger mouvement d'extension de la tête, les épaules se soulèvent et la poitrine se dilate à l'entrée de l'air.

Autrefois, en juillet 1884, par exemple, ce mouvement était plus ample, abaissant plus fortement les commissures, la droite en particulier. Depuis, au dire de la malade, il est devenu beaucoup plus faible et moins fréquent, cependant on en compte en moyenne *vingt par minute.*

Ce reniflement est soumis aux plus grands écarts, détail facile à comprendre, si l'on sait qu'il suffit à la malade de fixer son attention sur un objet agréable ou, au contraire, de concentrer son esprit sur un souvenir fâcheux, une idée sombre, pour voir sa fréquence diminuer dans le premier cas et augmenter au contraire dans le second. Mais il est assez facile, grâce à la clarté des renseignements fournis par la malade, de cataloguer les causes qui influent sur son spasme habituel, soit pour le diminuer, soit pour l'exagérer, soit enfin pour le faire cesser complètement.

Lorsque la malade écrit, lorsqu'elle lit sans prononcer, qu'elle fixe son attention sur une idée, qu'elle s'amuse dans une cour de pension, lorsque, en un mot, son esprit est légèrement tendu et que ses idées sont gaies, *le spasme diminue, devient à la fois plus faible et moins fréquent.*

Il augmente au contraire de fréquence et d'intensité les jours de tristesse et d'ennui, surtout à la suite de contrariétés ou d'émotions vives. Ainsi la malade a été presque oppressée lors d'une dernière promenade pour avoir vu un cheval s'abattre.

Elle dit encore que le soir elle est plus sujette à son

« hoquet » et qu'elle redoute une recrudescence quand il a diminué ou cessé quelque temps.

Le spasme rythmique *s'arrête* complètement pendant le sommeil, le repas, le bain, une conversation suivie, en lisant à haute voix, lorsque l'attention ou le regard sont attirés par un spectacle attachant; enfin même lorsqu'elle fait un travail manuel, du crochet par exemple.

Notons que ce reniflement s'exécute sans grande douleur. Cependant, G... (Marie-Louise) se plaint d'une gêne respiratoire quelquefois très fatigante et d'une sensation pénible qui s'exaspère avec la fréquence plus grande du spasme rythmique et qu'elle se localise sur les côtés de la poitrine et quelque peu en avant vers les régions mammaires.

OBSERVATION II

(Personnelle.)

Hoquet hystérique.

P... (Victorine), née à Marcillac (Gironde), seize ans, exerçant la profession de blanchisseuse. Entrée le 29 janvier 1886, salle 7, lit 25, service de M. le professeur Pitres.

Le *père* de la malade est alcoolique.

La *mère* est d'un caractère très emporté. Elle se met en colère pour le moindre motif, au point de battre ses enfants. Elle a très fréquemment des crises de sanglots, jamais d'attaques.

Un *frère* a le tempéramment violent de la mère. Un rien suffit pour l'irriter et le pousser à des extrémités regrettables.

P... (Victorine), dès son bas âge, a présenté des troubles nerveux. Sa mère nous a raconté qu'elle perdait très facilement connaissance et que, dans cet état, la contracture des masséters était si grande qu'on ne pouvait lui ouvrir la bouche. Ces troubles survenaient quotidiennement, souvent plusieurs fois par jour.

A six ans, état syncopal si prononcé qu'on la croyait morte. Elle reste une heure environ sans parler, les yeux ternes, la bouche béante et le corps froid comme du marbre. On préparait déjà des linges pour l'ensevelir lorsque, aux cris poussés par la mère sous le coup du chagrin, Victorine revint à elle et appela ses parents.

La cause de cet accident nous est inconnue, mais il paraît que la moindre contrariété suffisait pour mettre la malade hors d'elle-même, aussi se voyait-on obligé de lui céder afin d'éviter toutes sortes de désagréments.

A dix ans, perte de connaissance dont la durée peut être évaluée à trois quarts d'heure environ. P... (Victorine) avait été battue par sa mère pour lui avoir désobéi. Après la correction, l'enfant resta inanimée, et ce fut sur les conseils d'une voisine qui croyait à de la simulation que la mère fouetta violemment son enfant qui reprit alors connaissance.

Réglée à quatorze ans, toujours régulièrement.

Le 12 septembre 1885. — P... (Victorine) eut une *altercation assez vive avec son fiancé* au sujet de choses qu'elle ne pouvait accepter. Ayant éprouvé un refus, le jeune homme partit et ne revint plus. Ce fut un véritable chagrin pour la jeune fille.

Le 15. — Une heure après son déjeuner, P... (Victorine) fut prise d'un hoquet continu pendant huit jours consécutifs qui ne lui permettait ni de dormir, ni de travailler. Si elle prenait des aliments solides, elle ne les rejetait pas, mais il lui semblait avoir un poids énorme sur l'estomac, ce qui lui donnait un malaise général et insupportable; aussi préférait-elle s'en tenir au régime du lait. Pendant qu'elle buvait, le hoquet s'arrêtait complètement, mais il recommençait dès qu'elle avait terminé.

L'estomac et l'abdomen se dilataient considérablement; cette augmentation de volume marchait progressivement avec le hoquet et ne disparaissait que peu à peu à partir du moment où il cessait.

Pendant ces crises, la malade était extrêmement abattue, pouvant à peine parler et dans l'impossibilité presque absolue de marcher.

Pendant les huit premiers jours, on ne fit aucun traitement dans l'espoir que cet état ne persisterait pas.

Le huitième jour, une potion au bromure avec sirop

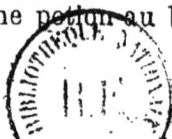

d'éther et de groseille suffit pour dissiper tous les troubles.

P... (Victorine) reprit ses habitudes et ne se ressentit point de cette indisposition. La santé redevint excellente.

Le 12 octobre 1885. — P... (Victorine) eut ses règles. Après le premier repas qui les suivit apparut le hoquet qui dura pendant le flux menstruel, le jour seulement, et ne s'éteignit qu'avec lui, malgré le bromure et le sirop d'éther que put absorber la malade pendant quatre jours.

Le 16. — Tout disparut. La santé ne laissa rien à désirer jusqu'au 9 novembre où les règles et le hoquet survinrent dans les mêmes conditions que le mois précédent.

Le 13 novembre. — La malade ne perdait plus, mais le hoquet persistait, sauf pendant le sommeil, en dépit de tout traitement.

Le 15. — P... (Victorine), inquiète de son état, consulta un médecin qui lui conseilla d'entrer à l'hôpital. Elle fut placée salle 6.

Un vésicatoire appliqué sur l'hypocondre droit, au niveau d'un point douloureux accusé par la malade, n'amena aucun résultat. On eut alors recours aux pulvérisations d'éther sur le creux épigastrique. Deux jours après, le hoquet avait complètement disparu pour revenir au bout de quarante-huit heures. On recommença encore les pulvérisations qui, en un jour, produisirent un effet bienfaisant. On continua le traitement afin de conjurer tout événement fâcheux, et P... Victorine sortit de l'hôpital vers le 2 ou 3 décembre. Elle se portait fort bien à ce moment-là.

En prévision du retour de ces troubles, vers le 4 décembre, époque des règles, on lui donna le conseil de rester à l'hôpital, mais elle voulut partir et mal lui en valut, car le 8 ou 9 décembre elle rentrait de nouveau salle 6 pour sa crise de hoquet. Des pulvérisations d'éther en eurent raison dès le premier jour, elles furent continuées jusqu'au 22 ou 23 décembre.

P... (Victorine) quitta l'hôpital, et le 10 janvier, avec ses règles, revint le hoquet. Bromure et sirop d'éther furent administrés à l'intérieur, mais l'état se prolongeant après les règles, la malade entra à l'hôpital salle 6 le 16 janvier. On appliqua en vain des pointes de feu sur le creux épigastrique, le hoquet persista.

On ne prescrivit aucun traitement particulier à la malade et, chaque fois qu'elle avait mangé ou avait bu, le hoquet la reprenait pendant un temps plus ou moins long.

Un transeat la fit passer dans le service de M. le professeur Pitres, salle 7, le 29 janvier 1886.

État actuel le 24 février 1886. — P... (Victorine) est d'une taille moyenne pour son âge et bien développée. Bien qu'en apparence elle soit d'un embonpoint convenable, elle prétend avoir maigri depuis le 12 septembre 1885, à dater du début de ses crises de hoquet, et surtout depuis le 12 janvier 1886, où elles se sont montrées avec plus de ténacité. En outre, ses forces ont considérablement diminué, au point que tout travail est impossible.

Depuis le 12 janvier, le hoquet ne survient qu'après l'ingestion d'aliments solides ou liquides. En arrivant dans l'estomac, ils provoquent une sensation de *poids énorme,* avec des envies de vomir. Quelques minutes s'écoulent et la crise survient.

Elle se caractérise d'abord par un sentiment de lassi-

2.

tude très prononcé, la malade est obligée de se coucher. On constate alors dans le décubitus dorsal, au moment de l'inspiration, une secousse brusque de la poitrine et de l'abdomen, secousse qui provoque l'élévation des épaules et le redressement de la tête qui, déclinée vers la droite ou vers la gauche, vient se placer dans le plan médian, pour revenir ensuite à sa position précédente. A cette secousse correspond un bruit rauque tout particulier, si la bouche est ouverte (*hoquet*), et un bruit étouffé si elle est fermée.

Les sterno-cléido-mastoïdiens se contractent très vivement, mais beaucoup plus le gauche que le droit. Aussi la partie gauche du thorax et l'épaule du même côté sont-elles relevées plus brusquement et plus haut. Le larynx est également soulevé à ce moment-là. A l'expiration, on entend un second bruit plus prolongé et plus intense que le premier, suivi d'un léger cri presque plaintif se rapprochant de celui que l'on émet lorsque, après avoir fait une grande inspiration pour accomplir un effort, on permet à la poitrine de reprendre son volume.

La malade a généralement la bouche fermée parce que, à son dire, elle est ainsi moins fatiguée.

L'estomac et l'abdomen se dilatent progressivement.

A l'acmé de la crise, on voit que la malade exécute de légers mouvements de flexion, d'extension ou de latéralité avec les jambes; elle les déplace à chaque instant. Elle agite également ses bras et pousse fréquemment ses avant-bras et ses mains sur les yeux et la bouche.

Elle porte sa tête tantôt à droite, tantôt à gauche; enfin, vers la fin de la crise, l'abattement du début revient et la malade, soi-disant pour se délasser, place sa tête pendante au bord du lit.

L'estomac et l'abdomen, douloureux à la pression,

sont considérablement dilatés; il y a du tympanisme et le stéthoscope y décèle un gargouillement très fort. Ce météorisme diminue progressivement, mais les organes qui en sont le siège ne reprennent pas leur volume normal.

Durant sa crise, P... (Victorine) éprouve des sensations de brûlures dans l'estomac, des douleurs dans les reins « comme si on lui avait donné des coups de bâton »; elle souffre de coliques. La marche est à peu près impossible, au moins sans douleurs. Après sa crise, elle est affaissée, lasse et incapable de quoi que soit, au moins physiquement. Son intelligence, quoique bien conservée, est, semble-t-il, devenue paresseuse; en un mot, le physique et le moral sont dans un état d'affaissement considérable.

La durée et l'intensité de la crise sont en rapport direct avec la quantité et la nature des aliments ingérés. Les solides la suscitent plus longue et plus forte que les liquides. Après chaque repas, elle dure en moyenne quatre heures, et deux heures après le premier déjeuner du matin, d'où *dix heures* de crise par vingt-quatre heures.

Toutes les excitations que nous avons pu mettre en pratique, pas plus que les émotions, les grands bruits faits autour de la malade pour la surprendre, la marche, les secousses qu'on peut imprimer à son corps, la fatigue, etc., ne sont capables de provoquer ou de modifier la crise.

L'électricité n'a donné aucun bon résultat. Le lavage de l'estomac, pratiqué pendant un mois environ, a diminué considérablement le hoquet, qui n'a pas tardé à reprendre le dessus.

Enfin, nous trouvâmes une *zone frénatrice* située sur

le trajet des récurrents, dont la compression bilatérale et simultanée amende et fait disparaître la crise. La malade pourrait elle-même obtenir ce résultat si ses forces le lui permettaient, car nous avons constaté que, par la pression qu'elle est susceptible d'exercer, le hoquet diminue notablement.

Rien de particulier du côté de l'appareil respiratoire et circulatoire.

La sensibilité à la piqûre, au froid, à la chaleur est normale.

Toucher intact.

Goût, odorat, vue et *ouïe* sains.

Réflexe plantaire droit, diminué.

Réflexe plantaire gauche, normal.

Réflexes rotuliens, normaux.

Pas de dystrophie unguéale.

Pas d'atrophie musculaire.

Pas de trépidations épileptoïdes ni rotuliennes.

OBSERVATION III

(Personnelle.)

Mugissement hystérique.

B... (Alice), vingt-cinq ans, née à Claix (Charente), entrée le 20 octobre 1885, salle 16, lit 33, service de M. le professeur Pitres.

Antécédents héréditaires. — Une *sœur* de la *grand'mère* maternelle, actuellement âgée de soixante-dix-huit ans, a une affection nerveuse depuis l'âge de trente-huit ans. Les crises sont caractérisées par un aboiement qui surgit à la suite d'une contrariété, d'une émotion vive, ou bien spontanément. Elles sont intermittentes et ne se montrent quelquefois que tous les trois mois. A part cela, santé parfaite.

Le *père* et la *mère* de la malade, d'un caractère très calme, se portent fort bien.

Une *sœur*, de dix-huit ans, bien portante, mais qui, dans une circonstance et sans motif appréciable, a perdu subitement connaissance pendant cinq ou six minutes. Nous n'avons pu avoir d'autres détails sur cet accident. La reprise des sens s'est effectuée presque tout d'un coup après quelques inhalations d'éther et de vinaigre.

Un frère mort, à dix-huit ans, d'une fluxion de poitrine.

Antécédents personnels. — B... (Alice) a fait son éducation chez elle avec des professeurs particuliers.

A *dix ans*, forte fièvre typhoïde, à la suite de laquelle les jambes ont été œdémateuses jusqu'au mois de juillet 1885. Cet œdème, qui survenait surtout après une marche ou une station verticale trop prolongée, était parfois si prononcé que la malade ne pouvait se chausser ni vaquer à ses occupations.

A *vingt-deux ans,* anémie pendant six à huit mois. Après un traitement *ad hoc,* la cure a été complète et la santé excellente.

Jamais d'accidents nerveux : crises de rires, sanglots, attaques convulsives ou autres.

Le 13 juillet 1884. — B... (Alice), dînait en compagnie de plusieurs personnes, lorsque près de la maison dans laquelle elle se trouvait on tira, sans que personne fût averti, un coup de canon destiné à annoncer la fête du lendemain. L'ébranlement des fenêtres de la maison où se trouvait la malade fut tel que les vitres se brisèrent et qu'un des morceaux lui tomba sur la tête. Chaque personne, effrayée, poussa un cri et aussitôt Alice fut prise d'*un mugissement qui commença à six heures du soir et ne se termina que le lendemain à cinq heures du matin.* On employa tous les ingrédients possibles, eau froide, thé, café, éther, etc., rien ne fut capable de l'arrêter.

A partir de ce moment, le mugissement survenait irrégulièrement tous les huit ou quinze jours; il était provoqué par l'ingestion des aliments solides ou liquides ou par une émotion quelconque. Mais il était rare que les accès survinssent quotidiennement.

Vers le mois de décembre 1884, la famille *éprouva des revers de fortune* qui obligèrent notre jeune fille à entrer dans l'administration des postes et télégraphes pour subvenir aux besoins de ses parents, et *quelque temps après survint la mort d'un fils de dix-huit ans.* Ces chagrins émurent tellement la malade que, depuis le 1er janvier 1885, les *crises de mugissement* ont eu lieu *tous les jours,* dans les conditions que nous allons mentionner plus bas. Jusqu'à cette époque, la malade avait un embonpoint très raisonnable, elle pesait 138 livres.

État actuel le 21 octobre 1886. — B... (Alice) est grande, svelte et a toutes les apparences d'une personne en état de santé. Son teint est bon, cependant sa physionomie indique une certaine fatigue de l'organisme. Elle est intelligente, laborieuse et aime beaucoup la lecture. Actuellement employée des postes, elle remplit ses fonctions avec beaucoup de zèle, mais elle a été obligée de les suspendre à cause de son affection.

Le mugissement survient après chaque repas, ou bien quand la malade pleure ou pense à son frère, partout où elle se trouve, en voiture, en chemin de fer, ou lorsqu'elle se réveille au milieu d'un rêve pénible. Jamais elle n'a eu de crise pendant la marche, mais celle-ci n'arrête pas le mugissement. Le plus souvent il arrive à la fin de chaque repas, accompagné de vomissements. La malade ne rend jamais les aliments que par petites quantités.

Au moment de l'inspiration, la face se congestionne, les yeux sont brillants, la bouche est entr'ouverte; les muscles sterno-cléido-mastoïdiens, en se contractant, forment sous la peau deux cordons volumineux; la poitrine, soulevée en masse, se dilate et pendant cette inspiration, dont la durée est de deux à trois secondes, on entend *un mugissement extrêmement fort.*

A l'expiration, la congestion de la face est moins intense, la poitrine s'affaisse et l'on entend un gargouillement accompagné d'éructations prolongées et bruyantes.

Le creux épigastrique est le siège de soubresauts; il est très douloureux, au point qu'on ne peut y exercer les plus légères pressions et que la malade est obligée de desserrer complètement ses vêtements. Elle éprouve une sensation de brûlure très vive dans l'estomac et *des douleurs en ceinture comparables à celles de l'ataxie.* Cette crise persiste plus ou moins longtemps, tantôt un quart d'heure, tantôt deux heures. Sa durée, de même que son intensité, sont indépendantes de la quantité et de la nature des aliments ingérés ou encore de l'importance des *impressions morales ou physiques.* Le mugissement s'arrête tout d'un coup et non d'une manière progressive. Quelquefois l'ingestion d'un verre d'eau fraîche ou une serviette plongée dans l'eau froide et placée sur le creux épigastrique le font complètement disparaître. Pendant la crise, la malade avale facilement les liquides et, si le mugissement disparaît, on entend pendant quelques secondes un bruit comparable à celui que produiraient des éructations nombreuses et répétées qu'on essaierait de contenir ou de réprimer; les soubresauts épigastriques continuent aussi le même temps, puis tout rentre dans l'ordre.

Après la crise, la malade éprouve une sensation de fatigue généralisée; surtout dans les membres.

Parfois, si elle veut marcher, ses jambes sont prises de tremblements comparables aux trépidations épileptoïdes, le corps tout entier est soulevé et la démarche est bizarre.

Nous n'avons pas trouvé de zone frénatrice du spasme.

La sensibilité est intacte.

Traitement. — Avant son entrée à l'hôpital Saint-André, depuis le 13 juillet 1884 jusqu'au 1er décembre 1885, B... (Alice) avait été l'objet de traitements thérapeutiques divers, bromures, sirops de chloral, d'éther, etc... Des vésicatoires ont été posés à des reprises différentes sur le creux épigastrique, le long de la colonne vertébrale, sur les régions ovariennes; des pulvérisations d'éther sur le creux épigastrique ont également été mises en jeu, le drap mouillé a longtemps été employé. Pensant que ce mugissement, qui comme nous l'avons dit revenait après chaque repas, était dû à la difficulté de la part de l'estomac à digérer les aliments, on prescrivit le régime lacté. De tous ces agents aucun n'amena d'amélioration, seule l'électricité, appliquée pendant deux ou trois jours, a fait disparaître le mugissement durant quinze jours. Mais son effet n'a pas toujours été le même, car dans la suite on l'employa comme auparavant et on n'obtint aucun amendement dans les phénomènes. Elle est donc restée seize mois dans la situation déjà indiquée et c'est dans ces conditions qu'elle se présente à M. le professeur Pitres.

Du 1er au 9 décembre. — On emploie le chlorhydrate de morphine et l'hydrate de chloral en potion. On n'obtient aucun résultat.

Le 9. — On commence les séances d'électricité, d'abord *après les repas.*

On plaça l'un des réophores au niveau de la cinquième vertèbre cervicale et l'autre sur le creux épigastrique. Cela fut fait dès que la malade eut terminé son repas.

Malgré cette manœuvre, le mugissement survint, mais il disparut au bout de sept à huit minutes, les vomissements eurent lieu comme par le passé.

On s'arrêta alors un instant pour voir quelle tournure prendraient les phénomènes. Deux ou trois minutes après qu'on eut terminé l'électricité, le mugissement revint. Nouvelle application d'électricité. Le mugissement disparut après trois minutes seulement, on cessa de nouveau la séance et le mugissement ne reparut plus. Mais la malade rendit son repas.

Séance du soir, mêmes détails.

Le 10. — Les phénomènes se passèrent dans le même ordre, sauf que le mugissement disparut après trois minutes d'électricité, par conséquent plus rapidement que la veille.

Le 11. — La séance d'électricité fut prolongée pendant vingt minutes, matin et soir. Pas de mugissement. Toujours vomissements.

Les 12, 13 et 14. — Même traitement, l'état reste le même.

Le 15. — Séance d'électricité de trois quarts d'heure après chaque repas du matin et du soir; pas de mugissement. Vomissements.

Le soir, une demi-heure environ après la séance d'électricité, le mugissement revint et dura une heure et demie. Impossible de le faire disparaître par l'ingestion d'un verre d'eau froide ou par l'application d'un linge mouillé sur le creux épigastrique. Ce fut la malade qui eut recours à ces ingrédients. Ceci se passait à huit heures et demie du soir.

Le 16. — On changea les réophores de place; on en mit un sur le trajet du nerf phrénique, au niveau des scalènes, l'autre sur le creux épigastrique.

Les séances durèrent trois quarts d'heure chacune; pas de mugissement. Vomissements.

Le 17 et le 18. — Même traitement, même état.

Le 19. — On fit les séances d'électricité *avant les repas*, jusqu'au *27 décembre*. Aucun changement dans l'état de la malade. *En somme, l'électricité empêchait le mugissement, mais n'arrêtait pas les vomissements.*

Le 27. — Lavage de l'estomac avec un tube de Faucher et deux litres d'eau de Vichy artificielle (4 grammes de bicarbonate de soude par litre).

L'introduction du tube dans l'œsophage a été très facile et n'a amené que quelques réflexes insignifiants. L'eau est sortie intacte; dans tous les cas, rien de particulier à signaler.

Immédiatement après le lavage, repas.

Après le repas, séance d'électricité, *le matin seulement*. Pas de mugissement, PAS DE VOMISSEMENTS.

Le 28 et le 29. — Même traitement, même état.

Le 30. — On ne fait que le lavage sans électricité. Pas de mugissement, pas de vomissements.

Le 31 décembre, le 1er, le 2, le 3, le 4, le 5 et le 6 janvier. — Même traitement, même état.

Le 7. — La malade, contente de la disparition des désordres de son organisme, demanda à sortir. On voulut alors s'assurer de la guérison et on ne fit pas de lavage ce jour-là, de même que le 8 et le 9 janvier. Pas de mugissement, pas de vomissements durant ces trois jours.

Ainsi donc, *le lavage de l'estomac et l'électrité réunis ont arrêté complètement le mugissement et les vomissements*.

Le 10. — B... (Alice) sortit de l'hôpital complètement guérie et rentra chez elle.

Le 4 février. — La sœur d'Alice s'est subitement affaissée pendant le repas. Cette suspension des sens, dont la durée a été de cinq minutes environ, a tellement ému notre malade que le mugissement et les vomissements sont revenus à la suite du repas. Mais le mugissement n'a duré que vingt minutes, au dire de la malade, et n'était pas aussi fort qu'autrefois. Il ne reparut pas après le souper du même jour. Tout était dans l'ordre.

Le 13. — La malade avait mis dans ses projets de

repartir pour reprendre ses occupations, mais elle ne voulut pas quitter la ville sans être allée au cimetière, prier sur la tombe de son frère. Autrefois, cette idée seule suffisait pour que le mugissement se montrât immédiatement; à l'heure présente, elle pouvait y penser impunément.

La mère vint auprès de M. le professeur Pitres, pour lui expliquer la crise du 4 février et lui demander de conseiller à Alice de ne pas aller au cimetière, de peur que les crises d'autrefois ne revinssent. Malgré tout, la malade voulut mettre son projet à exécution, promettant de revenir à l'hôpital dans le cas où le mugissement ferait son apparition.

Les prévisions se réalisèrent. Le mugissement et les vomissements surgirent de nouveau au moment et après la visite au cimetière. La journée, en somme, fut ce que M. le professeur Pitres avait supposé. Aussi la malade revint-elle le jour suivant à l'hôpital, pendant la visite. Comme il avait été convenu la veille, elle devait y déjeuner pour voir la suite des événements. Le mugissement et les vomissements se manifestèrent après le repas. Le soir, elle devait pratiquer, chez elle, le lavage avant le souper et revenir le lendemain dans le cas où les troubles se seraient montrés.

Nous revîmes effectivement B... (Alice), mais ce fut pour nous dire que tout s'était bien passé depuis la veille, qu'elle se sentait fort bien disposée et qu'elle allait partir munie d'un tube en caoutchouc pour pratiquer le lavage de l'estomac elle-même en cas de nécessité.

Nous n'avons plus reçu de ses nouvelles depuis, ce qui porte à croire que sa santé ne laisse rien à désirer, car elle avait promis de repartir pour Bordeaux dans le cas où le besoin se ferait sentir.

Chez nos malades, l'*hérédité* paraît avoir joué un rôle important, non pas que l'on trouve dans leurs ascendants des phénomènes absolument identiques, mais diverses affections nerveuses parfaitement caractérisées.

Mais, avec l'hérédité qui jouait le rôle prépondérant de cause prédisposante, il a fallu une *cause occasionnelle* pour faire surgir le spasme rythmique : chez notre première malade (reniflement), c'est l'annonce imprévue des épreuves d'un examen à subir; pour la deuxième (hoquet), c'est un chagrin d'amour; pour la troisième (mugissement), une surprise désagréable (coup de canon), en somme des *émotions*.

D'autre part, *la cause occasionnelle joue son rôle non seulement au début, mais encore dans le cours même de l'affection;* c'est ainsi que les troubles ne commencent jamais spontanément : pour l'une, c'est un temps sombre, une idée triste; pour l'autre, l'ingestion d'aliments solides ou liquides; enfin, pour la troisième, les deux conditions peuvent aboutir aux mêmes résultats.

Les spasmes ne sont pas continus, ils laissent aux malades des instants de répit et varient comme intensité, suivant que la cause a plus ou moins ébranlé l'organisme, suivant que les conditions leur sont plus ou moins favorables, comme aussi ils peuvent ne jamais se produire dans d'autres circonstances.

Dans l'observation I, en effet, plus l'idée est triste et plus fort est le reniflement; mais, en revanche, nous ne le voyons jamais se manifester pendant les repas, la conversation, la lecture et le sommeil.

Dans l'observation II, plus grande est la quantité des aliments ingérés et plus prononcé est le hoquet que l'on peut arrêter instantanément par la compression des récurrents (zone frénatrice).

Enfin, dans l'observation III, ces faits ne sont pas aussi bien accentués, car la malade nous a affirmé que son mugissement pouvait durer plus ou moins long-temps et avec une intensité variable sans qu'il y ait un rapport direct de cause à effet. Toutefois, nous avons relaté que le spasme s'était particulièrement accentué et était devenu beaucoup plus tenace au moment où B... (Alice) perdit son frère. Cette mort, ajoutée à des malheurs de famille survenus en même temps, avait suffi pour augmenter le spasme. En revanche, nous constatons que, dans aucune circonstance, il ne s'est manifesté pendant la marche et, chose étrange! la locomotion n'est pas pour lui un obstacle ou ne joue pas un rôle frénateur si elle est mise à exécution pen-dant une crise. Pendant le sommeil, le mugissement ne survenait jamais; il fallait qu'elle se réveillât au milieu d'un rêve pénible pour qu'il éclatât; encore n'a-t-il pas atteint, dans ces conditions, l'intensité même approximative de celle qu'il avait après les repas.

Donc, il y a des causes plus ou moins favorables au développement du spasme, des conditions dans les-quelles ils ne se manifeste jamais et, parmi elles, nous en trouvons une constante dans nos trois cas, le *sommeil*.

Il semble résulter de là que le *sens intime* prend quelque part à ces phénomènes.

Quoi qu'il en soit, *la volonté n'exerce aucun pouvoir sur l'arrêt ou la production du spasme*. Souvent, nous avons conseillé ou demandé à nos malades de s'efforcer de le réprimer et nous n'avons jamais vu leurs efforts suivis du résultat désiré.

Il faut dire en outre que, sans être le siège de troubles, *les facultés intellectuelles* subissent au moins une diminution d'activité : ainsi P... (Victorine) (Obs. II, hoquet) et B... (Alice) (Obs. III, mugissement) sont, au moment de leurs crises, dans un état de lassitude et d'apathie très prononcé. Rarement, en effet, elles tiennent conversation; elles cherchent plutôt la solitude et, si on leur parle, leurs réponses se résument à des monosyllabes. Après la crise, elles n'aspirent qu'au repos et ne reprennent leur état normal qu'après un temps plus ou moins long. En dehors des crises, l'intelligence est nette.

Les *troubles physiques* résultant de la manifestation des spasmes varient pour nos trois malades : le reniflement occasionne une gêne respiratoire très prononcée, le hoquet coïncide avec un météorisme considérable de l'abdomen, enfin, le mugissement accompagné de vomissements a provoqué une diminution notable d'embonpoint chez B... (Alice), qui a maigri de *vingt livres* en dix-huit mois.

Malgré tous les traitements mis en pratique pendant des mois, les troubles de nos malades se sont maintenus avec une ténacité extraordinaire. Dire tout ce qu'elles ont fait en dehors de l'hôpital Saint-André serait trop long à énumérer. Malgré cela, aucune amélioration n'avait été obtenue par elles, et c'est alors

qu'elles se sont présentées à M. le professeur Pitres.
Aucun agent thérapeutique interne n'a produit de
résultat; seuls l'électricité et le lavage de l'estomac
ont réussi à amender l'intensité des spasmes.

Le *reniflement* s'est beaucoup amélioré, puis s'est
dissipé au bout de quelques semaines par l'électrisa-
tion des nerfs phréniques.

Le *hoquet,* que les pulvérisations d'éther ont amené
pendant quelque temps, avait surtout cédé au lavage
de l'estomac; fort heureusement une zone frénatrice
est venue s'en rendre maîtresse.

Le *mugissement,* qui certainement était le plus tenace, le plus fréquent et en même temps celui qui a
produit dans l'organisme les troubles les plus pronon-
cés, n'a cédé qu'à l'électricité et aux lavages de l'estomac combinés.

Ces trois observations doivent être rattachées aux
spasmes rythmiques respiratoires, car le reniflement
et le mugissement constituent bien des actes physio-
logiques émanant de la respiration. Mais, outre ce
siège commun, il existe entre elles d'autres ressem-
blances qui, réunies, permettent de conclure que si les
manifestations diffèrent, la cause réelle ou prédisposante est la même.

D'après nous, en effet, c'est à l'hystérie qu'elles se
rattachent, car l'hérédité névropathique de chacune de
nos malades, le début brusque des troubles, leur cause
déterminante (émotions de tous genres), les modifi-
cations subies par eux, soit par suite des conditions
diverses surgissant pendant leur période d'état, soit
par suite d'une zone frénatrice dont l'excitation ame-

nait l'arrêt complet du spasme, enfin leur persistance sont autant de motifs qui nous portent à les envisager comme telles.

Si, comme nous l'avons fait remarquer au début, le rétrécissement du champ visuel et l'abolition du réflexe pharyngien avaient été rangés alors au nombre des stigmates hystériques, nous ne doutons pas qu'ils eussent corroboré notre opinion.

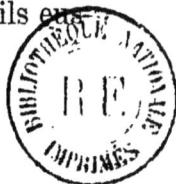

Bordeaux. — Imp. G. GOUNOUILHOU, rue Guiraude, 11.

270